Meilleures recettes de régime anti-inflammatoire pour les débutants

RÉGIME ANTI-INFLAMMATOIRE

EMILIE LOYD

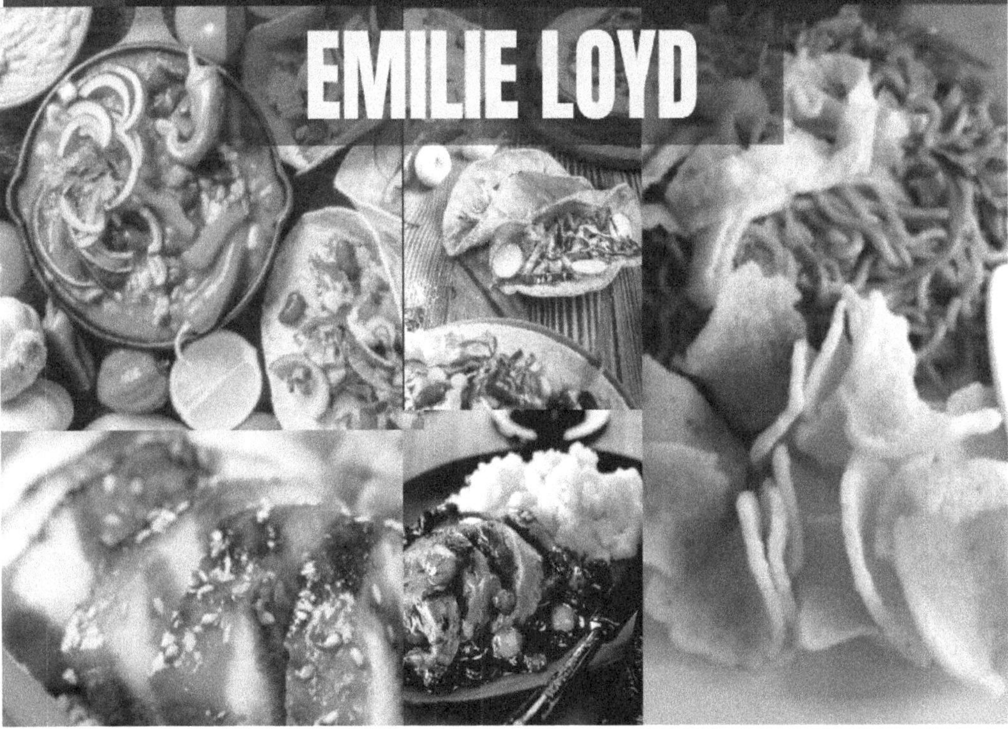

Régime
anti-inflammatoire

Meilleures recettes de régime
anti-inflammatoire
pour les débutants

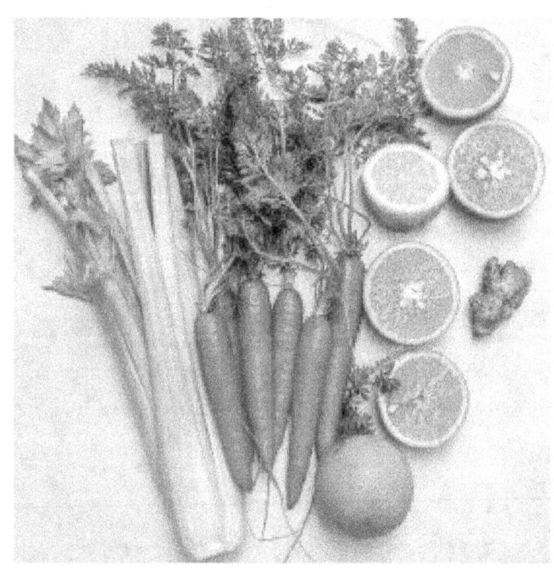

Table des matières

Aucune partie de ce document ne peut être reproduite, stockée ou transmise toute forme, sauf avec permission, sous peine de poursuites. Toute modification totale ou partielle et revente de ce document, par quoi que ce soit, sont strictement interdits. Ce serait une violation de code de la propriété intellectuelle et des droits d'auteur.

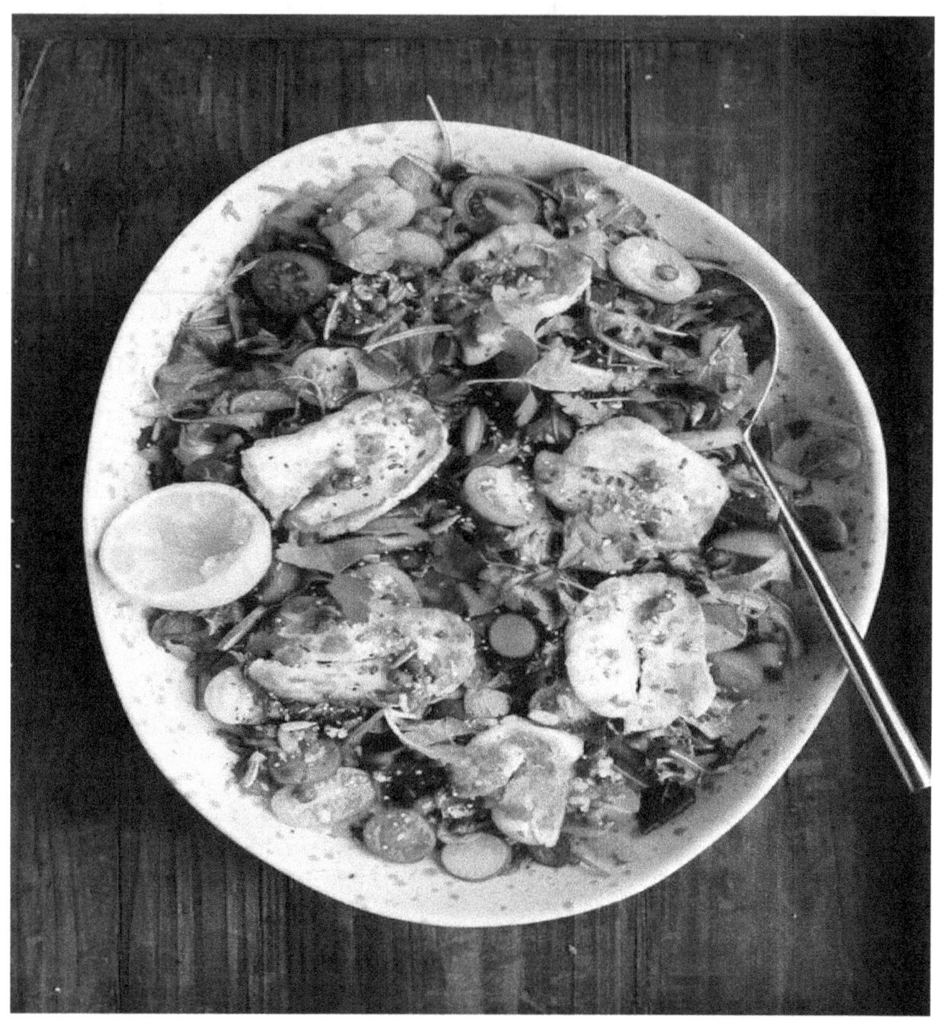

Ce livre contient des étapes et des stratégies éprouvées sur la façon de servir le petit-déjeuner, le déjeuner et le dîner aux personnes qui suivent un régime anti-inflammatoire. Ce régime est reconnu pour les personnes souffrant de maladies graves comme la polyarthrite rhumatoïde.

Il contient une liste de six recettes de petit-déjeuner, six recettes de déjeuner et six recettes de dîner. Chaque recette montre les ingrédients nécessaires, les procédures et les informations de santé telles que le nombre de calories, la teneur en matières grasses, la quantité de cholestérol et la teneur en sodium. Pour des raisons de santé, il est recommandé de suivre la recette avant de remplacer le noyau ingrédients avec vos préférés.

Chapitre 1: À propos du régime anti-inflammatoire

L'inflammation chronique affectant le corps humain peut provoquer des maladies graves tel que la maladie d'Alzheimer, le cancer, la polyarthrite rhumatoïde et les maladies cardiaques. Normalement, l'inflammation est la réaction du corps à une infection ou à une blessure. Les signes d'inflammation se manifestent par un gonflement, une rougeur et une douleur. Cependant, lorsqu'elle dure plus longtemps ou lorsqu'elle apparaît sans raison apparente, c'est le signe que le corps subit des dommages. Les habitudes de vie tel que le tabagisme, le travail stressant, le manque d'exercices et les repas malsains peuvent déclencher une inflammation chronique.

Pour qu'un patient puisse lutter contre l'inflammation et éviter qu'elle ne s'aggrave, il doit suivre un régime anti-inflammatoire. En plus d'aider à perdre du poids, le régime alimentaire peut également aider à prévenir les maladies. Il aide à maintenir l'équilibre de la santé du patient.

Contenu d'un régime anti-inflammatoire

Un régime anti-inflammatoire doit contenir un apport quotidien recommandé de 2 000 à 3 000 calories, 67 grammes de matières grasses et 2 300 mg de sodium. Cinquante pour cent (50%) de ces calories devraient provenir de glucides, vingt pour cent (20%) devraient provenir de protéines et les trente pour cent restants (30%) devraient provenir de matières grasses.
Vous pouvez obtenir des aliments riches en glucides en mangeant des grains de blé entier, des patates douces, des courges, du boulgour, des haricots et du riz brun.

D'autre part, votre apport en matières grasses devrait provenir de la plupart des types de poissons et de tous les aliments cuits dans de l'huile d'olive extra vierge ou de l'huile de canola biologique. Vous pouvez obtenir des protéines à partir du soja et d'autres produits à base de soja entier.

Ce régime interdit la restauration rapide ou les aliments transformés dans n'importe quelle partie du repas. Cela signifie également une restriction sur le porc, le bœuf, le beurre, la crème et la margarine.
Le régime anti-inflammatoire devrait également contenir moins de sucre transformé pour les diabétiques et un faible taux de cholestérol (bien que l'oméga-3, qui se trouve dans une variété de poissons, soit un bon cholestérol) pour les personnes souffrant de problèmes cardiaques.

L'un des avantages d'un régime anti-inflammatoire est qu'il utilise des aliments frais contenant des phyto nutriments qui empêchent l'apparition de maladies dégénératives. Le régime alimentaire produit également des avantages cardiovasculaires; grâce à l'inclusion des acides gras oméga-3. Ces acides gras aident à prévenir les complications cardiaques et à réduire les taux de «mauvais» cholestérol et la tension artérielle.

Un autre avantage du régime anti-inflammatoire est qu'il est adapté aux diabétiques. Comme ce régime limite le sucre transformé et les repas et collations riches en sucre, il fonctionne parfaitement pour les patients souffrant de diabète. Bien que le régime ne réduise pas sensiblement le poids, il diminue la probabilité d'un patient de souffrir d'obésité. Cela est dû à l'inclusion de fruits et légumes naturels et à la restriction de la viande et d'autres aliments transformés.

Remarque :

1 cuillère à soupe : environ 15 ml

1 cuillère à café : environ 5 ml

1 tasse : environ 250 ml

Chapitre 2: Recettes de petit-déjeuner

Recette # 1 - Muffins au gingembre et aux pommes

Ingrédients:

Farine tout usage (2 tasses)
Édulcorants sans sucre ou sans sucre (2/3 tasse)
Poudre à pâte (1 cuillère à soupe)
Sel (1/2 cuillère. À thé)
Cannelle moulue (1 cuillère. À thé)
Gingembre moulu (1 cuillère. À thé)
Lait d'amande non sucré (3/4 tasse) - Pour faire du lait d'amande, vous devrez faire tremper
amandes dans l'eau pendant 1 à 2 jours, égouttez-les et rincez-les, puis broyez-les avec des eau dans un mixeur.
Pomme râpée (1 tasse)
Purée de banane mûre (1/2 tasse)
Vinaigre de cidre de pomme (1 cuillère à soupe)

Procédure:

Préchauffez le four à 200 °C
Graisser légèrement les moules dans un moule à muffins ou utiliser
du papier sulfurisé pour aligner les moules.

Fouettez ensemble la farine, le sucre, la poudre à pâte, le sel, la
cannelle et le gingembre dans un bol à mélanger jusqu'à ce que vous
formiez une pâte lisse sans grumeaux.

Dans un autre bol, mélanger le lait d'amande, les pommes râpées, la
purée de banane et le vinaigre de cidre de pomme jusqu'à ce que le
mélange soit bien mélangé. Ajouter le mélange de farine et remuer
jusqu'à ce que la pâte incorpore le mélange de lait.

Versez la pâte dans les moules à muffins, jusqu'à ce que les moules
soient remplis aux 2/3.
Cuire les muffins au four à **200 °C** pendant 15 à 20 minutes.
Lorsque vous insérez un cure-dent dans un muffin et qu'il est propre,
ils sont prêts.

Les muffins aux pommes et au gingembre donnent 12 portions, avec
chaque muffin à environ

170 calories. Il contient 0,6 mg de matières grasses, zéro cholestérol
et 234 mg de sodium.

Recette # 2 - Frittatas aux épinards et aux champignons

Ingrédients:

Champignons de Paris tranchés (450 g)
Gros oignon haché (1 Pièces.)
Ail haché (1 cuillère . À soupe)
Épinards (450 g)
Eau (1/4 tasse)
Blancs d'œufs (6 Pièces.)
Œufs (4 Pièces.)
Tofu ferme (170 g)
Curcuma moulu (1/2 cuillère. À thé)
Sel casher (1/2 cuillère. À thé)
Poivre noir concassé ou en poudre (1/2 cuillère. À thé)

Procédure:

Préchauffez le four à **170 °C**

1. Dans une poêle antiadhésive ou une sauteuse, faire revenir les champignons de Paris à feu moyen à élevé. Ajouter les oignons hachés et continuer à faire sauter pendant 3 minutes ou jusqu'à ce que les oignons soient tendres.
2. Ajoutez de l'eau. Ajoutez ensuite les épinards à la poêle et faites cuire 2 minutes avec le couvercle, ou jusqu'à ce que les épinards se fanent. Cuire à nouveau jusqu'à ce que toute l'eau soit dispersée.

Mettre de côté.

3. Réduire en purée, les œufs, le curcuma, le sel, le poivre, le tofu et les blancs d'œufs dans un mélangeur à vitesse moyenne ou élevée jusqu'à ce que le mélange soit lisse.

4. Versez doucement le mélange d'œufs dans les épinards.

5. Cuire la sauteuse au four pendant 25 à 30 minutes à **170 °C**. Une fois terminé, sortez la casserole, retournez la frittata dans une assiette et laissez-la pendant 10 minutes. Une fois terminé, coupez la frittata en quartiers et ils sont prêts à être servis.

Les frittatas donnent 6 à 8 portions. Chaque portion contient 130 g de matières grasses, 123 mg de cholestérol et 362 mg de sodium.

Recette # 3 - Crêpes aux fraises sans gluten

Ingrédients:

Fraises tranchées (6 tasses)
Sucre ou miel (2 cuillères. À soupe)
Gros œufs (4 Pièces.)
Lait d'amande non sucré (1 tasse)
Huile d'olive (2 cuillères. À soupe)
Extrait de vanille (1 cuillère. À thé)
Cassonade légère (1 cuillère. À thé)
Sel (1 cuillère. À thé)

Mélange à pâtisserie à la farine sans gluten (3/4 tasse)

Procédures:

1. Mélangez les fraises et le sucre jusqu'à ce que les fraises soient enrobées. Laissez reposer 30 minutes à température ambiante.
2. Mettez les œufs, le lait d'amande, l'huile d'olive, l'extrait de vanille, la cassonade et le sel dans un bol, puis fouettez le tout jusqu'à ce que tous les ingrédients soient combinés.
3. Ajoutez les quatre sans gluten et mélangez jusqu'à ce que la pâte soit lisse et crémeuse.
4. Chauffer une poêle antiadhésive ou une crêpe dans une cuisinière ou un four à feu moyen. Ajouter ¼ tasse de pâte dans la poêle et enrober uniformément. Faites cuire environ 45 secondes ou jusqu'à ce que la crêpe commence à brunir.
5. Retourner la crêpe et cuire l'autre côté pendant 10 secondes puis la transférer dans une assiette de service.
6. Sortez ½ tasse de fraises sucrées avec une cuillère puis posez-la sur la crêpe. Pliez soigneusement la crêpe tout en recouvrant les fraises, afin de former un demi-cercle.
7. Arrosez la crêpe de sirop ou de jus de fruits puis servez.

Vous devrez servir deux crêpes aux fraises pour faire une portion. Chaque portion contient 220 calories, 9,7 g de matières grasses, 123 mg de cholestérol et 130 mg de sodium.

Recette # 4 - Porridge aux cerises et quinoa

Ingrédients:

Eau (1 tasse)
Quinoa sec (1/2 tasse)
Cerises séchées non sucrées (1/2 tasse)
Extrait de vanille (1/2 cuillère. À thé)
Cannelle moulue (1/4 cuillère. À thé)
Miel (1 cuillère. À thé)

Procédures:

1. Mélanger l'eau, le quinoa, les cerises, l'extrait de vanille et la cannelle dans une casserole de taille moyenne. Porter à ébullition à feu moyen ou élevé.
2. Laisser mijoter avec le couvercle couvrant la casserole pendant 15 minutes. Le quinoa est prêt lorsque toute l'eau a été absorbée et que la bouillie est tendre.
3. Arroser de miel puis servir.
La bouillie de quinoa donne deux portions. Chaque portion contient 314 calories, 2,8 g de matières grasses, zéro cholestérol et 9 mg de sodium.

Recette # 5 - Smoothie aux framboises et au thé vert

Ingrédients:

Thé vert réfrigéré (1 et ½ tasse)
Framboises non sucrées surgelées (2 tasses)
Banane (1 Pièce.)
Miel (1 cuillère à soupe)
Protéine en poudre (1/4 tasse)

Procédure:

1. Ajoutez tous les ingrédients dans un mixeur.
2. Réduisez les ingrédients en purée jusqu'à ce que le mélange soit très lisse et crémeux.
3. Versez la purée dans un grand verre et servez.

Chaque smoothie équivaut à deux tasses. Un smoothie contient 180 calories, 1 g de matières grasses, zéro cholestérol et 89 mg de sodium.

Recette # 6 - Granola au sarrasin et au quinoa

Ingrédients:

Miel (3 cuillères. À soupe)
Huile de coco liquide (3 cuillères. À soupe)
Extrait de vanille (1 cuillère. À thé)
Cannelle moulue (1/4 cuillère. À thé)
Gingembre moulu (1/4 cuillère. À thé)
Avoine de sarrasin (1 tasse)
Quinoa cuit (1 tasse)
Avoine ordinaire (1/2 tasse)
Canneberges séchées non sucrées (1/2 tasse)

Procédures:

1. Tapisser une plaque à pâtisserie de papier sulfurisé ou de tapis de cuisson en silicone, ou graisser légèrement une plaque avec de l'huile d'olive. Préchauffez le four à 160 °C .
2. Mélangez l'huile de coco, l'extrait de vanille, le miel, le gingembre et la cannelle dans un petit bol à mélanger.
3. Dans un autre grand bol, mélanger le sarrasin, le quinoa et l'avoine.
4. Ajouter le mélange de miel et bien mélanger jusqu'à ce que tous les ingrédients soient bien mélangés.
5. Répartir uniformément le mélange dans une poêle et cuire au four à 160 °C pendant 40 à 45 minutes ou jusqu'à ce qu'il commence

à dorer.

6. Retirez la casserole et ajoutez les canneberges. Remuez bien puis placez la casserole sur une grille de refroidissement pour qu'elle refroidisse complètement.
7. Conservez le granola dans un contenant hermétique.

Le granola au sarrasin et au quinoa peut donner six portions. Chaque ¾ tasse de granola contient 327 calories, 5,5 g de matières grasses, zéro cholestérol et 4 mg de sodium.

Recette # 7 - Porridge aux cerises et quinoa

Pour 2

Temps de préparation - 2 minutes

Ingrédients:

Eau (1 tasse)
Quinoa sec (1 tasse)
Cerises séchées non sucrées (1 tasse)
Extrait de vanille (1/2 cuillère à café)
Cannelle moulue (¼ cuillère. À thé)
Miel (¼ cuillère. À thé), facultatif

Procédures:

1. Prenez une casserole de taille moyenne et mélangez tous les ingrédients (sauf le miel). À feu moyen-vif, porter le tout à ébullition.
2. Baissez le feu, couvrez la casserole et laissez mijoter. Attendez 15 minutes ou jusqu'à ce que l'eau soit complètement absorbée et que le quinoa soit tout tendre.
3. Si désiré, arroser de miel avant de servir.

Recette # 8 - Gruau au pain d'épice

Pour 1

Temps de préparation - 10 minutes

Ingrédients:

Eau (1 tasse)
Avoine à l'ancienne (½ tasse)
Canneberges ou cerises séchées non sucrées (¼ tasse)
Gingembre moulu (1 cuillère à café)
Cannelle moulue (½ cuillère à café)
Muscade moulue (¼ cuillère à café)
Graines de lin (1 cuillère à soupe)
Mélasse (1 cuillère à soupe)

Procédures:

1. Mélanger l'eau, l'avoine, les canneberges ou les cerises, le gingembre, la cannelle et la muscade dans une petite casserole et chauffer à feu moyen-élevé. Porter le mélange à ébullition, puis réduire le feu. Laisser mijoter 5 minutes ou jusqu'à ce que l'eau soit presque complètement absorbée.
2. Mettez les graines de lin, puis couvrez la casserole. Laisser reposer le mélange pendant encore 5 minutes.
3. Arrosez le plat de mélasse avant de servir.

Recette # 9 - Frittata espagnole

Pour 4 à 6 personnes

Ingrédients (pour la frittata):

Gros œufs bio (1 douzaine)
Lait de coco (½ tasse)
Sel de mer (½ cuillère. À thé ou plus au goût)
Huile d'olive extra vierge ou huile de coco (2 cuillères à soupe)
Petit oignon rouge finement haché (1 Pièce)
Champignons sautés ou légume de votre choix (½ tasse)
Épinards ou roquette (1 tasse)

Procédures:

1. Préchauffez le four réglé à une température de 190 °C
2. Fouettez le lait de coco et les œufs ensemble en saupoudrant
deux pincées de sel; puis mis de côté.
3. Prenez une casserole et faites chauffer l'huile de noix de coco à
feu moyen-élevé. Faire sauter les oignons environ 3 minutes ou
jusqu'à ce qu'ils soient translucides. Ajouter les champignons ou
légumes de votre choix et faire revenir jusqu'à ce qu'ils ramollissent.
Mettez les épinards et incorporez-les au mélange de légumes
jusqu'à ce qu'ils fanent. Retirer les légumes de la poêle et réserver.
4. Réglez le feu à feu doux, tout en ajoutant un peu plus d'huile de

noix de coco, si nécessaire. Dans la même poêle, placez les œufs en secouant pour répartir uniformément le mélange. Réglez le feu à moyen-doux, puis faites cuire environ 5 minutes de plus. Utilisez une spatule pour rassembler les œufs sur les bords et mélangez-les avec le reste des ingrédients au centre. Faites ceci jusqu'à ce qu'il n'y ait plus de bords coulants. Disposez le mélange végétarien uniformément sur le dessus.

5. Mettre le plat au four et reprendre la cuisson encore 5 minutes ou jusqu'à ce qu'il soit pris et légèrement doré. Éteignez le feu et sortez le plat du four; méfiez-vous de la poignée chaude pendant que vous faites cela, il est donc préférable de porter des gants de cuisine en premier. Terminez le tout en glissant la frittata légèrement cuite sur une grande assiette de service. Placez une assiette sur le dessus de la casserole. Tenez ensemble la casserole et l'assiette puis retournez-les de manière à ce que la frittata tombe sur l'assiette. Faites-le glisser dans la casserole pour que le côté légèrement cuit soit sur le dessus. Remettez le plat au four et laissez cuire encore 3 ou 4 minutes. Servir avec un simple revêtement de salade avec une vinaigrette aux agrumes.

Recette # 10 - Shake déjeuner à l'orange et aux pommes

Pour 1

Temps de préparation - 10 minutes

Ingrédients

Amandes (2 cuillères. À soupe)
Tranches de pomme (1/2 tasse)
Morceaux d'orange (1/2 tasse)
Lait 2% (1 tasse)
Poudre de protéine de zone (14 g)

Procédures:

1. Placez tous les ingrédients ensemble dans le mélangeur. Mélanger jusqu'à ce que tout soit bien incorporé et lisse.
2. Versez le contenu du mixeur dans un grand verre.
3. Servez et savourez!

Recette # 11 - Shake au chocolat et aux cerises

Pour 1

Ingrédients:

Poudre de cacao non transformée et non sucrée (1 cuillère. À soupe)
Cerises noires surgelées, dénoyautées (½ tasse)
Lait de coco, d'amande ou de lin (1 tasse)
Extrait de vanille pur; quelques gouttes de stevia liquide de
préférence Sweet Leaf Vanilla
Crème (½ cuillère à café)
Glaçons, si désiré

Procédures:

1. Mélangez tous les ingrédients dans un mixeur. Traitez jusqu'à ce
que tout soit lisse.
2. Versez dans un grand verre.
3. Servez et savourez!

Recette # 12 - Avoine épicée avec tarte aux pommes

Pour 4 personnes

Temps de préparation - 45 minutes

Ingrédients:

Eau (3 tasses)
Avoine coupée en acier (3/4 tasse)
Épices à la citrouille - Épices pour tarte à la citrouille (2 cuillères. À thé)
Zone Protein Powder (70 g)
Compote de pommes (1 tasse)
Extrait de stévia (1 cuillère. À thé, au goût)
16 pacanes ou noix (16 pièces - moitiés)

Procédures:

1. Faire bouillir l'eau avant de mélanger les épices pour tarte à la citrouille et l'avoine coupée en acier. Cuire environ 5 minutes puis réduire le feu. Laisser mijoter une demi-heure. Laisser refroidir le plat avant d'incorporer la poudre de protéines. (Cela peut être préparé la veille au soir, réfrigérer, puis chauffer simplement au four

à micro-ondes le lendemain matin.) Ajoutez le reste des ingrédients une fois que vous êtes sur le point de manger.

2. Si préparé la nuit précédente, sortez le plat du réfrigérateur et versez-le dans 4 bols individuels. Répartir le reste des ingrédients dans les 4 bols et réchauffer au four à micro-ondes pendant 2 minutes et demie à température élevée. Remuer à mi-cuisson.

Recette # 13 - Œufs et Porc aux Pommes aux Fraises

Pour 1

Ingrédients:

Huile d'olive (1 à 1/2 cuillère à soupe - divisée)
Côtelettes de porc désossées coupe du centre (57 g)
Sel et poivre, au goût
Petite pomme, tranchée (1 Pièce)
Cannelle (1/4 cuillère à café)
Blancs d'œufs (1/2 tasse)
Fraises, tranchées (1 tasse)

Procédures:

1. Chauffer une demi-cuillère à café d'huile d'olive dans une grande poêle à feu moyen-vif. Placer le porc assaisonné au sel et au poivre et les tranches de pomme assaisonnées à la cannelle sur les côtés opposés de la poêle. Faites cuire jusqu'à ce que le porc ne soit plus rosé et que les tranches de pomme soient un peu molles.
2. Retirer les tranches de porc et de pomme de la poêle et réserver. Garder au chaud.
3. Faites chauffer la 1 cuillère à café d'huile d'olive restante et brouillez les blancs d'œufs.
4. Garnir le plat de quelques tranches de fraises à part.
5. Servir et savourer!

Recette # 14 - Salade d'œufs et de fruits

Pour 1

Temps de préparation - 20 minutes

Ingrédients:

Fraises, tranchées (1/2 tasse)
Morceaux de mandarine, non sucrés ou frais (1/2 tasse)
Myrtilles (1/2 tasse)
Blancs d'œufs (6 œufs durs, jeter les jaunes)
Avocat (1/2 tasse)
Salsa (3 cuillères. À soupe)

Procédures:

1. Préparez la salade de fruits dans un bol de taille moyenne.
Trancher les fraises, puis incorporer doucement les bleuets et les
mandarines.
2. Faites bouillir les œufs environ 10 minutes, puis laissez refroidir.
Coupez les œufs en deux et retirez les jaunes.
3. Coupez les blancs d'œufs durs et l'avocat en dés; mélanger dans
un autre bol. Incorporer la salsa.
4. Mettez des garnitures de salade de fruits et servez.

Recette # 15 - Frittata au jambon et à l'oignon avec salade de fruits

Pour 4 personnes

Temps de préparation - 30 minutes

Ingrédients:

Spray de cuisson (huile d'olive)
Oignon, haché (1 Pièce)
Bacon canadien, coupé en petits morceaux (113 g)
Blancs d'œufs (2 tasses)
Huile d'olive (1 cuillère à soupe)
Lait 1% (1/4 tasse)
Aneth séché (1 cuillère à soupe ou 3 cuillères à soupe si elle est fraîche)
Sel et poivre au goût
Fromage mozzarella, râpé (3/4 tasse)
Fromage parmesan, râpé (1/4 tasse)
Myrtilles (1 tasse, divisée)
Jus de citron fraîchement pressé (3 cuillères à soupe)
Vanille 1 à 1/2 cuillère à soupe
Nectar d'agave (1 et ½ cuillère. À soupe)
Pêche, tranchée (1 Pièce)
Poire, tranchée (1 Pièce)
Fraises, tranchées (1 et ½ tasse)

Procédures:

1. Vaporisez de l'huile d'olive dans une grande poêle allant au four. Faites sauter le jambon et l'oignon jusqu'à ce que l'oignon soit cuit et doré. Mettez-les de côté.
2. Préchauffez le four pour la cuisson au gril.
3. Fouettez ensemble les blancs d'œufs, le lait, l'huile d'olive, l'aneth, le sel et le poivre dans un bol de taille moyenne. Ajoutez les fromages au mélange.
4. Répartir uniformément le jambon et l'oignon refroidis au fond de la poêle. Garnir du mélange d'œufs. Cuire à feu moyen jusqu'à ce que le fond se tasse.
5. Mettez la poêle sous le gril, puis faites cuire encore un peu jusqu'à ce que les œufs soient pris et que le dessus soit doré. Retirez la poêle du four, mettez-la de côté et laissez refroidir.
6. Prenez ¼ tasse de myrtilles et mélangez avec la vanille, le nectar d'agave et le jus de citron dans un petit bol. Réservez le mélange.
7. Mélangez les fruits tranchés et les myrtilles dans un grand bol. Versez le mélange de sauce sur les fruits et mélangez le tout.
8. Servir et déguster avec la frittata.

Recette # 16 - Petit-déjeuner au pamplemousse

Pour 1

Temps de préparation - 5 minutes

Ingrédients:

Bacon canadien (2 tranches)
Pamplemousse (1 Pièce)
Yaourt grec 0% gras (1/2 tasse)
Myrtilles (1/3 tasse)
Amandes tranchées (3 et 1/2 cuillère. À soupe)

Procédures:

1. Obtenez les tranches de bacon canadien et coupez-les en petits morceaux. Mettre au four à micro-ondes pour réchauffer.
2. Coupez le pamplemousse en deux, puis coupez chaque section en petits morceaux. Placez les morceaux dans un bol. Incorporer le bacon canadien.
3. Ensuite, prenez un autre bol et mélangez les amandes et les myrtilles avec du yogourt.
4. Combinez le contenu des deux bols et mélangez bien.
5. Servir et savourer!

Chapitre 3: Recettes du déjeuner

Recette # 1 - Wraps de poulet rôti

Ingrédients:

Mayonnaise faible en gras ou en gras (1/2 tasse)

Jus de cornichon (2 cuillères. À soupe)

Poivre noir fraîchement concassé (1 cuillères. À thé)

Chou rouge râpé (1 et ½ tasse)

Vinaigre de cidre de pomme (1 cuillère à soupe)

Sel casher (1/4 cuillère. À thé)

Piment de Cayenne (1/4 cuillère. À thé)

Poulet rôti de charcuterie refroidi (1 entier)

Pains plats de blé, de blé entier ou de grains mélangés (6 Pièces.)

Procédures:

1. Mélanger le jus de cornichon, le poivre et la mayonnaise dans un
bol à mélanger. Mettez le
mélange au réfrigérateur pour réserver.

2. Pendant ce temps, ajoutez le sel, le vinaigre, le chou et le poivre
de Cayenne dans un autre bol à mélanger. Mélangez le chou avec les
autres ingrédients.
3. Jeter la peau et les os du poulet rôti et déchiqueter le poulet en
petits morceaux.
 4. Ajoutez le poulet au mélange de mayonnaise et mélangez-le.
5. Disposez le chou et le poulet uniformément dans les tranches de
pain plat et roulez-les bien.
6. Vous pouvez le manger seul ou le chauffer à l'aide d'un four grille-
pain ou four micro-onde.

Chaque wrap au poulet contient 286 calories, 8,2 g de matières
grasses, 59 mg de cholestérol et 239 mg de sodium.

Recette # 2 - Soupe aux lentilles et aux pois chiches

Ingrédients:

Oignons hachés (2 Pièces.)
Céleri haché (1 tasse)
Carottes en dés (1 tasse)
Gingembre râpé (2 cuillères. À thé)
Ail haché (1 cuillère. À thé)
Garam masala (1 cuillère. À thé)
Curcuma (1 cuillère. À thé)
Cumin moulu (1/2 cuillère. À thé)
Piment de Cayenne moulu (1/4 cuillère. À thé)
Bouillon ou bouillon de légumes (6 tasses)
Lentilles (1 tasse)
Haricots garbanzo rincés et égouttés (900 g)
Tomates en petits dés non égouttées (400 g)

Procédures:

1. Faire sauter les oignons dans une grande casserole à feu moyen à élevé pendant 3 à 4 minutes ou jusqu'à ce que les oignons soient tendres.
2. Ajouter le céleri et les carottes dans la casserole et poursuivre la cuisson encore cinq minutes. Incorporer l'ail, le garam masala, le curcuma, le cumin et le poivre de Cayenne dans la casserole et poursuivre la cuisson 30 secondes de plus.

3. Ajouter les tasses de bouillon, les lentilles, les pois chiches et les tomates dans la casserole, puis continuer à remuer les ingrédients jusqu'à ce qu'ils soient tous combinés. Cuire le bouillon pendant 90 minutes ou jusqu'à ce que les lentilles soient tendres.
4. Pour une soupe plus crémeuse et plus épaisse, vous pouvez retirer la moitié du bouillon, le réduire en purée avec un robot culinaire, puis le remettre dans la casserole et remuer.
Le bouillon représente huit portions et chaque portion est de 1 et ½ tasse.

Chaque portion contient 253 calories, 3,7 g de matières grasses, 5 mg de cholestérol et 604 mg de sodium.

Recette # 3 - Soupe aux patates douces rôties

Ingrédients:

Patates douces (680 g)
Huile d'olive extra vierge (1 cuillère à soupe)
Sel casher (1/4 cuillère. À thé)
Poivre fraîchement concassé (1/2 cuillère. À thé)
Poireaux ou oignons émincés (1 et ½ tasse)
Ail haché (1 cuillère. À thé)
Vin blanc (1/2 tasse)
Feuilles de thym hachées (1 cuillère. À thé)
Bouillon de légumes (5 tasses)
Jus d'orange (2 tasses)

Procédures:

1. Préchauffez le four à **200 °C**. Peler et couper les patates douces en très petits morceaux.
2. Placez les patates douces sur une plaque à pâtisserie et mélangez-les avec le poivre, l'huile d'olive et le sel. Rôtir les pommes de terre au four pendant 45 à 50 minutes à **200 °C** ou jusqu'à ce que les patates douces soient bien dorées. Mettre de côté.
3. Dans une grande marmite à soupe, cuire les poireaux ou les oignons à feu moyen-élevé pendant 8 minutes ou jusqu'à ce qu'ils soient tendres. Ajouter le gingembre et l'ail, remuer et cuire encore une minute. Ajouter le vin blanc et porter à ébullition jusqu'à ce que

le vin s'évapore.

4. Lorsque tout le vin s'est évaporé, ajoutez le bouillon de légumes, le thym et les patates douces puis portez le tout à ébullition. Baissez le feu et laissez mijoter pendant 20 minutes ou jusqu'à ce que les légumes soient tendres et tendres.

5. Utilisez un mélangeur pour réduire la soupe en purée par lots. Réchauffez chaque lot de soupe avant de servir.

La soupe aux patates douces peut donner huit portions, soit 1 et ½ tasse par portion.

Chaque portion contient 190 calories, 3,9 g de matières grasses, 5 mg de cholestérol et 324 mg de sodium.

Recette # 4 - Salade de Kipper (hareng fumé)

Ingrédients:

Mayonnaise faible en gras ou en gras (1/2 tasse)
Petit oignon finement haché (1 Pièce.)
Branche de céleri finement hachée (1 Pièce.)
Persil haché (1 cuillère. À soupe)
Jus de citron (1 cuillère. À thé)
Ail haché (1 gousse)
Sel (1/8 cuillère. À thé)
Poivre noir moulu (1/8 cuillère. À thé)
Hareng égoutté ou hareng fumé (1 Pièce de 170 g)

Procédures:

1. Mélangez tous les ingrédients sauf le kipper dans un bol de taille moyenne.
2. Ajouter les kippers en flocons dans le mélange et les mélanger doucement.
3. Réfrigérez une fois la salade cuite. Vous pouvez l'utiliser comme garniture pour sandwich ou comme accompagnement de votre plat principal.
La salade de kipper peut donner quatre portions, chaque portion contenant 150 calories, 9,3 g de matières grasses, 25 mg de cholestérol et 298 mg de sodium.

Recette # 5 - Soupe à la citrouille rapide et facile

Ingrédients:

Oignon haché (1 tasse)
Gingembre pelé et haché (1 Pièce de **2.50 cm**)
Ail haché (1 gousse)
Bouillon de légumes (6 tasses)
Purée de potiron (4 tasses)
Sel (1 cuillère. À thé)
Thym haché (1/2 cuillère. À thé)
Lait moitié-moitié (1/2 tasse)
Persil haché (1 cuillère. À thé)

Procédures:

1. Mettez l'ail, le gingembre et l'oignon dans une grande casserole à soupe. Ajouter ½ tasse de bouillon de légumes et cuire 5 minutes ou jusqu'à ce que l'oignon soit tendre.
2. Ajouter le thym, le sel, 5 et ½ tasses de bouillon de légumes et la purée de citrouille dans la casserole. Faites cuire la soupe pendant 30 minutes.
3. Réduisez la soupe en purée à l'aide d'un mélangeur à main jusqu'à ce qu'elle devienne lisse.
4. Sortez la soupe du feu et ajoutez la moitié du lait. Remuez bien, puis ajoutez le persil haché comme garniture.

Cette soupe à la citrouille donne huit portions. Une portion contient 120 calories, 4,0 g de matières grasses, 11 mg de cholestérol et 700 mg de sodium.

Recette # 6 - Salade de kaki et poire

Ingrédients:

Moutarde à l'ancienne (1 cuillère. À thé)
Jus de citron (2 cuillères. À soupe)
Huile d'olive extra vierge (3 cuillères. À soupe)
Échalote hachée (1 Pièce.)
Ail haché (1 cuillère. À thé)
Kaki mûr tranché (1 Pièce.)
Poire mûre tranchée (1 Pièce.)
Pacanes grillées et hachées (1/2 tasse)
Jeunes épinards (6 tasses)

Procédures:

1. Fouetter ensemble l'échalote, l'ail, la moutarde, le jus de citron et l'huile d'olive dans un saladier.
2. Ajouter le kaki, les épinards, les pacanes et la poire au mélange de salade. Bien mélanger pour enrober les fruits et légumes.
3. Servir immédiatement. Conservez le reste dans un contenant hermétique.
La salade de kaki et de poire est bonne pour deux portions.

Chaque portion contient 386 calories, 21,6 g de matières grasses, zéro cholestérol et 102 mg de sodium.

Recette # 7 - Tartine de truite fumée

Pour 4 personnes

Temps de préparation - 15 minutes

Ingrédients:

Jus de citron fraîchement pressé (2 cuillères à soupe)
Huile d'olive extra vierge (1 cuillère à café)
Moutarde de Dijon (1 cuillère à café)
Sucre (1 pincée)
Truite fumée, émiettée en petits morceaux (330 g)
Câpres, rincées et égouttées (2 cuillères. À thé)
Poivrons rouges rôtis en dés (½ tasse)
Cannellini (rein blanc), égouttés et rincés (½ boîte – 425 g)
Céleri, haché finement (1 tige)
Oignon émincé (2 cuillères à café)
Aneth frais haché (1 cuillère. À thé) ou aneth séché ((½ cuillère. À thé)
Pain de grains entiers croustillant et grillé (4 grosses tranches d'un demi-pouce)
Garniture: brins d'aneth

Procédures:

1. Prenez un grand bol et fouettez ensemble le jus de citron, l'huile d'olive, la moutarde et le sucre. Ajoutez ensuite le reste des ingrédients, sauf le pain. Mélangez tout pour bien mélanger.
2. Prenez une tranche de pain et placez-la sur une assiette de service. Versez un peu de mélange de truite sur le dessus. Si vous le souhaitez, garnissez-le de brins d'aneth.

Recette # 8 - Salade tropicale de quinoa avec noix de cajou

Pour 4 personnes

Ingrédients (pour le quinoa):

Quinoa séché, bien rincé (1 tasse)
Oignon rouge, haché finement (½ Pièce)
Pomme ou carotte, hachée finement (1 tasse)
Jus de citron vert (à partir de 1 citron vert)
Miel ou agave (2 cuillères. À soupe)
Huile d'olive extra vierge (1 cuillère à soupe)
Grosse mangue, hachée (1 Pièce; pas trop mûre)
Menthe, hachée finement (¼ tasse)

Sel de mer, au goût (1 cuillère. À thé)
Poivre noir fraîchement moulu, juste au goût
Gingembre, haché finement (1.20 cm Pièce)
Avocat, haché ou tranché finement (1 Pièce)
Noix de cajou, hachées grossièrement (1 tasse)
Laitue romaine ou légumes verts préférés, hachée grossièrement (3 tasses)

Procédures:

1. Pour cuire le quinoa, mettez 2 tasses d'eau dans une casserole de taille moyenne et portez à ébullition. Ajoutez le quinoa. Couvrir la casserole et laisser mijoter environ 15 à 20 minutes. Mettez le plat de côté et laissez-le refroidir, étalez-le pour obtenir les meilleurs résultats.
2. Prenez un grand bol et ajoutez la pomme ou la carotte hachée et l'oignon rouge. Fouettez le jus de lime, l'huile d'olive et le miel ensemble avant de les mettre dans le bol. Ensuite, ajoutez le quinoa cuit et refroidi dans le bol, suivi de la mangue. Bien mélanger.
3. Ajouter la coriandre, le gingembre, la menthe et le sel et le poivre (au goût) dans le mélange.
Garnir de noix de cajou hachées et d'avocat en tranches.
4. Versez le mélange sur les légumes verts. Servir à température ambiante ou frais.

Recette # 9 - Burger à la compote de pommes avec salade d'épinards

Pour 1

Temps de préparation - 15 minutes

Ingrédients:

Compote de pommes non sucrée ou en morceaux si indisponible
(1/3 tasse)
Avoine à l'ancienne (3 cuillères à soupe)
Flocons d'oignon déshydratés (2 cuillères. À thé, au goût)
Chili en poudre (1/2 cuillère à café)
Poitrine de poulet hachée (85 g)
Vinaigrette et salade d'épinards
Huile d'olive (1 à 1/2 cuillère à soupe
Vinaigre (2 cuillères à café)
Eau (2 cuillères à café)
Tous les fruits sans sucre - ou toute saveur préférée (1 cuillère. À
thé) Sel et poivre, au goût
Jeunes épinards, tiges arrachées (3 tasses)
Oignon rouge - haché grossièrement (2 tranches)
Tomate, coupée (1/2 Pièce)
Fraises, coupées en morceaux ou écrasez simplement quelques
morceaux pour rehausser la vinaigrette
(1/2 tasse)

Procédures:

1. Préchauffez le gril.

2. Mélangez les blancs d'œufs, les flocons d'avoine et les oignons. et ¼ tasse de compote de pommes.
Ajoutez le poulet. Mélangez bien le tout et faites une galette de hamburger.
3. Vaporisez un revêtement antiadhésif sur la lèchefrite. Placez le hamburger sur la grille et faites griller pendant environ 5 minutes avant de le retourner. Faire griller encore 5 minutes ou jusqu'à ce que la viande ne soit plus rosée.
4. Chauffer le reste de la compote de pommes et verser sur le hamburger. (Expérimentez avec les quantités de compote de pommes et de gruau jusqu'à ce que vous atteigniez la consistance désirée.)
5. Pendant que le hamburger cuit encore, fouettez ensemble un peu de vinaigrette
ingrédients avec de la purée de fraises.
6. Prenez un saladier et mélangez la tomate, l'oignon et les fraises.

Arroser de vinaigrette. **Puis servir.**

Recette # 10 - Sauté de poulet rapide

Pour 1

Temps de préparation - 20 minutes

Ingrédients:

Huile d'olive (1 à 1/2 cuillère à café)
Fleurons de brocoli (2 tasses)
Oignon haché (3/4 tasse)
Pois mange-tout (3/4 tasse)
Ail, pressé (1 gousse)
Poitrine de poulet désossée, coupée en bouchées (85 g)
Haricots pois chiches, faibles en sodium, rincés et égouttés (1/4 tasse)
Salsa (1/4 tasse)

Procédures:

1. Préchauffez le wok à température moyenne, puis faites chauffer 1 cuillère à café d'huile d'olive.
2. Mélangez les légumes et faites sauter pendant environ 2 minutes ou jusqu'à ce qu'ils soient décongelés et chauds. Retirer les légumes, mettre dans un bol et réserver. Faites chauffer le reste de l'huile dans le wok.
3. Dans l'huile chaude, presser une gousse d'ail, puis mettre le

poulet, faire sauter environ 4 minutes ou jusqu'à cuisson complète.
4. Remettez les légumes cuits avec les pois chiches dans le wok.

Mélangez le tout pendant 2 minutes de plus. Servir avec de la salsa
en accompagnement.

Recette # 11 - Frittata d'asperges aux fruits

Pour 4 personnes

Temps de préparation - 25 minutes

Ingrédients:

Huile d'olive, divisée (2 cuillères. À soupe)
Oignon, émincé (1 1/2 tasse)
Asperges, cassées aux extrémités dures, lances coupées en
diagonale en longueurs de **2.50 cm** (900 g)
Œuf, légèrement battu (1 Pièce)
Blancs d'œufs (2 tasses)
Sel et poivre, au goût
Fromage suisse faible en gras, râpé (113 g)
Morceaux de mandarine (1 tasse, dans l'eau)
Myrtilles (2 tasses)

Procédures:

1. Faites chauffer 1 et ½ cuillère à café. d'huile d'olive à feu moyen-vif dans une poêle de 10 "allant au four.
2. Mettez les oignons et faites cuire jusqu'à ce qu'ils soient tendres pendant environ 3 minutes.
3. Ajoutez les asperges; réduire le réglage de la chaleur à moyen-doux. Couvrir et cuire encore 3 minutes.
4. Battez les blancs d'œufs après avoir ajouté le sel et le poivre, et ½ cuillère à café. d'huile. Versez le mélange dans la poêle et laissez cuire jusqu'à ce que le fond soit presque pris, mais le dessus est encore liquide. Préchauffez le gril du four pendant la cuisson.
5. Saupoudrer de fromage sur les œufs et faire griller environ 4 à 6 minutes ou jusqu'à ce que le fromage soit doré et fondu.
6. Pendant la cuisson de la frittata, divisez les fruits uniformément dans 4 bols. Sortez la frittata du four et glissez-la dans un plat de

service. Couper en quartiers, puis servir.

Recette # 12 - Salade Arlecchino

Pour 1

Temps de préparation - 15 minutes

Ingrédients:

Huile d'olive extra vierge (1 à 1/2 cuillère. À thé)
Jus de citron fraîchement pressé (3 cuillères. À soupe)
Citron poivré (1 cuillère à café)
Laitue romaine, déchirée (2 tasses)
Fraises, tranchées (1 tasse)
Concombre, tranché (1 à 1/2 tasse, 150g)
Tomates cerises, coupées en deux (1 tasse)
Champignons, tranchés (1/2 tasse)
Noix de cajou écrasées (1 cuillère. À thé)
Morceaux de thon pâle dans l'eau (85 g)
Pain grillé Melba, écrasé sous forme de croûtons (2 Pièces)

Procédures:

1. Fouettez ensemble l'huile extra vierge, le poivre et le jus de citron dans un petit bol pour faire la vinaigrette.
2. Créez une salade avec le reste des ingrédients (y compris les toasts). Mélanger le tout dans un bol, puis garnir du pain grillé melba écrasé.
3. Ajoutez la vinaigrette avant de servir.

Recette # 13 - Œufs au four avec bébés épinards fanés

Pour 2 personnes:

Temps de préparation - 35 minutes

Ingrédients:

Jus de lime frais pressé (1 cuillère à soupe, au goût)
Poire, évidée (1 pièce, coupée en deux)
Yogourt grec 0% gras (1/2 tasse)
Extrait de vanille (1 cuillère à café)
Myrtilles (1/2 tasse)
Aérosol de cuisson
Huile d'olive, divisée (3 cuillères à soupe)
Échalotes coupées en dés (1/4 tasse)
Pousses d'épinards, avec les grosses tiges enlevées (400 g)
Blancs d'œufs (1 tasse)
Sel et poivre, au goût
Fromage parmesan ou Asagio, râpé (2 cuillères. À soupe)

Procédures:

1. Préparez d'abord la salade de fruits. Pressez le jus de citron vert dans un bol de taille normale, puis ajoutez la poire coupée. Remuez de manière à ce que le jus de citron vert recouvre la poire.

Mélanger la vanille avec le yogourt, en utilisant autant que nécessaire. Nappez à nouveau la poire de jus de citron vert avant de l'ajouter au yogourt. Mettez-le de côté et réfrigérez.

2. Préchauffez le four à une température de **200 °C** . Vaporisez légèrement 4 ramequins ou plats allant au four avec un enduit à cuisson. À feu moyen-doux, chauffer une grande poêle. Ajouter les échalotes et 2 cuillères à café d'huile d'olive. Cuire environ 2 à 3 minutes.

3. Ajouter les épinards, le sel et le poivre. Cuire jusqu'à ce que les épinards soient fanés ou environ 2 à 3 minutes.

4. Mettez le fromage dedans, puis retirez du feu. Répartissez uniformément épinards fanés parmi les 4 plats allant au four, créant un puits au centre de chaque plat.

5. Ajoutez 1 cuillère à café d'huile d'olive et une pincée de sel et de poivre avec les blancs d'œufs. Répartir uniformément dans les plats.

6. Placez les plats allant au four sur 1 ou 2 plaques à pâtisserie à rebords. Cuire au four pendant environ 15 à 17 minutes ou jusqu'à ce que ce soit pris, ou comme vous le souhaitez.

7. Servir immédiatement avec la salade de fruits.

Recette # 14 - Salade de poulet balsamique, tomates et haricots blancs

Pour 2

Temps de préparation - 45 minutes

temps de marinage compris

Ingrédients:

Poitrine de poulet désossée et sans peau (170 g)
Sel et poivre, au goût
Ail écrasé (2 gousses)
Moutarde à l'ancienne (1 cuillère. À soupe)
Vinaigre balsamique (2 uillères. À soupe)
Spray de cuisson, huile d'olive
Haricots Cannellini, rincés et égouttés (1/2 tasse)
Tomates cerises, coupées en deux (1 pinte)
Feta faible en gras, émiettée (1/4 tasse)
Feuilles de roquette (6 tasses)
Citron, coupé en quartiers, pour servir (1 Pièce)
Huile d'olive extra vierge (2 cuillères à café)
Compote de pommes (1 tasse)
Épices pour tarte à la citrouille (2 cuillères. À thé)

Procédures:

1. Assaisonnez le poulet avec du sel et du poivre. Fouettez de la moutarde, du vinaigre et de l'ail dans un plat en céramique. Enrober le poulet du mélange. Couvrir et placer au réfrigérateur pendant 20 minutes ou plus.
2. Retirez le poulet de la marinade. Poêle chaude à feu vif. Vaporisez légèrement le poulet d'huile. Cuire jusqu'à ce qu'il soit doré ou environ 1 minute pour chaque côté. Baisser le feu à moyen-doux.
3. Cuire le poulet environ 6 à 8 minutes des deux côtés ou jusqu'à ce que le poulet soit bien cuit.
4. Réserver un mélange d'huile d'olive et de citron assaisonné de sel et de poivre.
5. Déplacez le poulet dans une grande assiette. couvrir et laisser reposer environ 5 minutes. Mélanger la feta, la tomate, les haricots, la vinaigrette et la roquette dans un grand bol. Mélangez le tout doucement, puis divisez en 2 assiettes.
6. Trancher le poulet et garnir de salade. Répartir dans des assiettes et assaisonner de poivre.
7. Garnir de compote de pommes et. Servir avec un dessert aux épices pour tarte à la citrouille.

Recette # 15 - Salade barbecue au poulet

Pour 1

Temps de préparation - 20 minutes

Ingrédients:

Huile d'olive (2 cuillères à café)
Poitrine de poulet désossée, coupée en dés (85 g)
Poivrons, lanières (1 et 1/2 tasse)
Oignons, coupés en dés (1/4 tasse)
Vinaigre de cidre (1/8 cuillère à café)
Sauce Worcestershire (1/8 cuillère. À thé)
Ail haché (1 cuillère à café)
Sauce barbecue zonée (1/2 tasse)
Laitue (3 tasses)
Chou râpé - (2 tasses)
Sel et poivre, au goût

Procédures:

1. Mettez la poitrine de poulet, l'huile, le poivre, le vinaigre, l'oignon, l'ail et Sauce Worcestershire dans une sauteuse. Faites cuire jusqu'à ce que le poulet soit brun et que les légumes soient tendres, puis ajoutez un peu de sauce barbecue zonée.
2. Couvrir la poêle et laisser mijoter environ 5 minutes ou jusqu'à ce qu'elle soit chaude, en remuant de temps en temps pour s'assurer

que les saveurs se mélangent bien.
3. Mélanger le chou râpé et la laitue ensemble, puis déposer le mélange de chou salade sur une grande assiette ovale. Versez le mélange végétarien et le poulet au milieu de l'assiette, avec le mélange de chou salade en dessous.
4. Saupoudrer d'une pincée de sel et de poivre, puis servir rapidement.

Chapitre 4: Recettes du dîner

Recette # 1 - Saumon à la vapeur avec courgettes parfumées au citron

Ingrédients:

Oignon émincé (1 Pièce.)
Citron tranché (1 Pièce.)
Courgettes tranchées (2 Pièces.)
Vin blanc (1 tasse)
Eau (2 tasses)
Filets de saumon (113 à 170 g)
Sel casher (1/4 cuillère. À thé)
Poivre fraîchement moulu (1/4 cuillère. À thé)

Procédures:

1. Dans une grande cocotte, placez le citron, les courgettes, l'oignon, l'eau et le vin au fond du four.
2. Assaisonnez les filets de saumon avec du sel et du poivre.
3. Entre-temps, placez une grille à vapeur sur les légumes du four et placez-la à feu moyen à élevé jusqu'à ce que le liquide commence à bouillir.
4. Réduisez le feu de moyen à doux et placez soigneusement les filets sur la grille. Couvrir les filets et les cuire à la vapeur pendant 8 à 10 minutes ou jusqu'à ce qu'ils soient bien cuits.
5. Servir les filets sur les légumes. Ajouter le liquide à pocher et garnir d'olives tranchées et garnir, si désiré.
Les filets de saumon cuits à la vapeur donnent quatre portions.

Chaque portion contient 344 calories, 14,0 g de matières grasses, 121 mg de cholestérol et 246 mg de sodium.

Recette # 2 - Burgers de patates douces et haricots noirs avec mayonnaise à la lime

Ingrédients:

Mayonnaise faible en gras ou en gras (1/2 tasse)
Citron vert (1 Pièce)
Sauce piquante (1/2 cuillère. À thé)
Petit oignon haché (1 Pièce.)
Jalapeno haché (1 Pièce)
Cumin moulu (2 cuillères. À thé)
Ail haché (2 cuillères. À thé)
Haricots noirs égouttés et écrasés (800 g)
Patate douce crue (2 tasses)
Œuf légèrement battu (1 Pièce.)
Chapelure nature (1 tasse)
Pains à hamburger de blé entier

Procédures:

1. Réglez la grille du four à une distance de 4 à 5 pouces du gril, puis préchauffez le gril à feu moyen à élevé.
2. Pressez une lime dans un bol à mélanger et la sauce piquante et la mayonnaise dans le bol. Bien mélanger les trois ingrédients puis réfrigérer le mélange pour réserver.
3. Chauffer une grande poêle à feu moyen à élevé. Ajouter l'oignon

et cuire 3 à 4 minutes ou jusqu'à ce que l'oignon soit tendre. Ajouter l'ail, le jalapeno et le cumin puis cuire 30 secondes.

4. Ajouter la patate douce, la purée de haricots, l'œuf et ½ tasse de chapelure dans un autre bol à mélanger. Transférer le mélange d'oignon de la poêle dans le bol et bien mélanger tous les ingrédients.

5. Ramassez le mélange et façonnez-les en galettes. Saupoudrer les galettes de la chapelure restante.

6. Déposer les galettes sur une plaque à pâtisserie légèrement graissée et griller au gril pendant 8 à 10 minutes. Retourner les galettes puis griller encore 8 à 10 minutes.

Les galettes doivent être cuites et dorées uniformément.

7. Placer les galettes sur les pains à hamburger et ajouter la mayonnaise avant de servir.

Les hamburgers peuvent donner huit portions, chaque hamburger ayant 344 calories, 8,4 g de matières grasses, 28 mg de cholestérol et 421 mg de sodium.

Recette # 3 - Pâtes aux poivrons rouges et dinde

Ingrédients:

Gros poivrons rouges (3 Pièces.)
Huile d'olive extra vierge (3 cuillères. À soupe)
Gros oignon haché (1 Pièce)
Ail haché (2 cuillères. À thé)
Origan haché (2 cuillères. À soupe)
Vinaigre de vin rouge (1 cuillère à soupe)
Dinde hachée (900 g)
Rigatonis cuits (900 g)

Procédures:

1. Coupez le poivron en deux, puis retirez les graines et la tige.
Hachez grossièrement les poivrons.
2. Chauffer l'huile dans une poêle à feu moyen dans une grande
cocotte. Ajouter l'oignon et les poivrons dans la poêle et cuire 20
minutes ou jusqu'à ce que les poivrons soient très tendres.
3. Ajouter l'ail dans les poivrons et cuire encore cinq minutes.
4. Transférer le mélange d'oignon et de poivron dans un mélangeur
et réduire en purée jusqu'à consistance lisse. Transférer le mélange
dans la casserole et réchauffer à feu doux à moyen.
5. Ajoutez le vinaigre et l'origan. Bien mélanger.
6. Faire sauter la dinde hachée dans une autre poêle avec un peu
d'huile et cuire jusqu'à ce que la dinde commence à dorer. Ajouter la

dinde dans la sauce aux poivrons rouges, bien mélanger et laisser mijoter 20 minutes.

7. Versez la sauce au poivre et à la dinde sur les pâtes cuites puis servez.

Les pâtes au poivron rouge et à la dinde donnent huit portions. Chaque portion contient 629 calories, 15,1 g de matières grasses, 80 mg de cholestérol et 87 mg de sodium.

Recette # 4 - Chili de dinde en semaine

Ingrédients:

Gros oignon haché (1 Pièce.)
Ail haché (1 cuillère . À soupe)
Dinde hachée (1 et ½ tasse)
Eau (2 tasses)
Tomates concassées en conserve (1 boîte de 793 g)
Haricots rouges égouttés (1 boîte de 443 g)
Chili en poudre (2 cuillères. À soupe)
Curcuma (2 cuillères. À thé)
Paprika (1 cuillère. À thé)
Origan (1 cuillère. À thé)
Cumin moulu (1 cuillère. À thé)
Sauce piquante (1 cuillère. À thé)

Procédures:

1. Faites cuire l'oignon dans une grande marmite pendant 5 minutes ou jusqu'à ce que l'oignon commence à brunir.
2. Ajouter l'ail et cuire 30 secondes.
3. Ajouter la dinde hachée et remuer continuellement pendant 10 minutes jusqu'à ce qu'elle soit complètement cuite.
4. Ajouter l'eau et tous les ingrédients restants dans la marmite à soupe et porter à ébullition.
5. Laisser mijoter avec la casserole découverte pendant 30 à 45 minutes. Servir.

Le chili à la dinde donne six portions. Chaque portion contient 275 calories, 9,3 g de matières grasses, 80 mg de cholestérol et 386 mg de sodium.

Recette # 5 - Tilapia en croûte de noix du Brésil et chou frisé sauté

Ingrédients:

Noix du Brésil grillées (1/4 tasse)
Chapelure (1/2 tasse)
Fromage parmesan râpé (2 cuillère. À soupe)
Moutarde à l'ancienne (1/4 tasse)
Filets de tilapia (680 g)
Huile de sésame (1 cuillère à soupe)
Purée d'ail (1 gousse)
Chou haché (1 et ½ tête)
Sel casher (1/4 cuillère. À thé)
Graines de sésame grillées (2 cuillères. À soupe)

Procédures:

1. Préchauffer le four à 200 °C

2. Graisser légèrement une plaque à pâtisserie. Mettre de côté.
3. Ajouter les noix du Brésil dans un robot culinaire et battre les noix jusqu'à ce qu'elles soient finement moulues. Transférer les noix dans un bol à mélanger et ajouter le parmesan et la chapelure. Remuez bien les ingrédients.
4. Déposer les filets de tilapia sur la plaque à pâtisserie graissée et

étaler la moutarde sur chaque filet. Superposer chaque filet avec le mélange de noix du Brésil.

5. Cuire les filets de tilapia de 8 à 10 minutes ou jusqu'à ce que le poisson soit bien cuit.

6. Entre-temps, chauffer une poêle en acier inoxydable à feu moyen-vif. Faites chauffer l'huile de sésame dans la poêle pendant 15 secondes puis ajoutez l'ail. Faites cuire l'ail pendant 20 secondes puis ajoutez le chou frisé. Remuez le chou de temps en temps et faites cuire pendant 7 à 8 minutes.

7. Ajouter les graines de sésame dans la poêle et mélanger le mélange jusqu'à ce que le chou frisé soit complètement combiné avec les graines.

8. Servir les filets de poisson avec un côté de chou frisé.

Ce repas donne six portions. Chaque portion contient 255 calories, 11,2 g de matières grasses, 47 mg de cholestérol et 400 mg de sodium.

Recette # 6 - Œufs pochés aux légumes au cari

Ingrédients:

Huile d'olive extra vierge (2 cuillères. À thé)
Gros oignon haché (1 Pièce.)
Ail haché (1 gousse)
Poudre de curry jaune (1 cuillère à soupe)
Champignons de Paris tranchés (220 g)
Courgettes coupées en dés (2 morceaux moyens)
Pois chiches égouttés (1 boîte de 390 g)
Eau (1 tasse)
Vinaigre blanc (1/2 cuillère. À thé)
Gros œufs (4 Pièces.)
Poivron rouge écrasé (1/8 cuillère. À thé)

Procédures:

1. Faire sauter l'oignon dans une grande poêle antiadhésive à feu moyen à élevé pendant 4 à 5 minutes, ou jusqu'à ce qu'il soit tendre.
2. Ajouter l'ail et cuire 30 secondes. Ajouter le curry en poudre et bien mélanger avec l'ail et l'oignon. Cuire encore 1 à 2 minutes.
3. Ajouter les champignons dans la poêle et cuire encore 5 minutes ou jusqu'à ce que les champignons deviennent très tendres.
4. Ajouter les pois chiches, le poivron rouge, les courgettes et l'eau dans la poêle et porter le mélange à ébullition. Ensuite, laissez mijoter pendant 15 à 20 minutes ou jusqu'à ce que les courgettes

soient très tendres.

5. En attendant, ajoutez de l'eau dans une casserole séparée à une profondeur de 7 cm . Faites bouillir l'eau, réduisez le feu, ajoutez le vinaigre et laissez mijoter.

6. Cassez les œufs et faites-les glisser un par un dans l'eau, en vous assurant qu'il touche la surface de l'eau. Laisser mijoter les œufs pendant 3 à 5 minutes, puis retirer les œufs avec une grande cuillère.

7. Servir les œufs avec un accompagnement de légumes.

Ce repas donne quatre portions. Chaque portion contient 261 calories, 9,1 g de matières grasses, 185 mg de cholestérol et 373 mg de sodium.

Recette # 7 - Poivrons farcis au quinoa et à la dinde

6 portions

Temps de préparation - 55 minutes

Ingrédients:

Quinoa non cuit (1 tasse)
Eau (2 tasses)
Sel (½ cuillère à café)
Saucisse de dinde fumée entièrement cuite et coupée en dés (220 g)
Bouillon de poulet (½ tasse)
Huile d'olive extra vierge (¼ tasse)
Pacanes hachées, grillées (3 cuillères. À soupe)
Persil frais haché (2 cuillères à soupe)
Romarin frais haché (2 cuillères. À thé)
Poivrons rouges (3 Pièces)

Procédures:

1. À l'aide d'une grande casserole, mélanger le quinoa, le sel et l'eau. Faites bouillir le mélange à feu vif. Une fois à ébullition, réduisez le feu et couvrez la casserole. Laisser mijoter environ 15 minutes ou jusqu'à ce que l'eau soit presque complètement absorbée.
2. Retirez le couvercle et laissez reposer le plat encore 5 minutes. Incorporer la saucisse avec le reste des ingrédients.

3. Remplissez le poivron du mélange de quinoa cuit et mettez-le légèrement

plat de cuisson graissé de 30 x 20 **cm**. Cuire les poivrons farcis pendant 15 minutes à 170 °C de chaleur.

Recette # 8 - Saumon au sésame noir poché et bouillon de bok choy

2 portions

Ingrédients:

Saumon sauvage (220 g)
Bouillon de fruits de mer (3 tasses)
Citron vert, tranché finement (1 Pièce)
Grains de poivre noir entiers (10 Pièces)
Bok choy (2 têtes)
Jus de citron vert (à partir de 1 Piècede citron vert)
Sel et poivre au goût
Graines de sésame noir grillées, pour garnir

Procédures:

1. Dans une casserole à fond épais ou dans une poêle profonde, mélanger le bouillon de citron vert, de poivre et de fruits de mer. Porter à ébullition à feu vif. Une fois bouillant, baissez le feu pour

laisser mijoter immédiatement. Couvrir la casserole et cuire encore 5 minutes.

2. Assaisonnez le saumon avec du sel et du poivre, puis abaissez-le doucement à un liquide frémissant. Assurez-vous que les filets sont ¾ couverts (au moins). Baissez le feu pour faire mijoter encore plus doucement. Ensuite, couvrez la casserole et faites cuire encore 6 minutes ou jusqu'à ce que le saumon soit opaque partout (ou lorsque vous pouvez l'écailler à l'aide d'une fourchette). Sortez le saumon du liquide. Préparez une assiette tapissée de serviettes et posez le saumon dessus.

3. Augmentez le feu à moyen pour faire mijoter le bouillon à un rythme régulier. Incorporer les têtes de bok choy et les laisser cuire environ 3 minutes ou jusqu'à ce qu'elles soient tendres (non molles, ce qui donnerait toujours une bonne bouchée). Retirer le bok choy du liquide frémissant.

4. Augmentez le feu une fois de plus, cette fois à réglage moyen élevé et poursuivre la cuisson du bouillon pendant encore 3 minutes. Mettez le jus de citron vert, puis éteignez le feu.

5. Couper le saumon et le bok choy en deux dans deux bols peu profonds. À l'aide d'une louche, versez ¼ à ½ tasse de bouillon dans chaque bol. Terminez en garnissant de graines de sésame noires. Servir chaud.

Recette # 9 - Poulet aux amandes

Pour 1

Temps de préparation - 30 minutes

Ingrédients:

Poitrine de poulet désossée, tranchée (85 g)
Fleurs de brocoli, cuites à la vapeur (2 tasses)
Huile d'olive (1 et 1/2 cuillère à café)
Poivron vert, haché (1 Pièce)
Poivron rouge, haché (1 Pièce)
Oignon, haché (3/4 tasse)
Ail, émincé (1 gousse)
Tomates cerises, coupées en deux (1 tasse)
Sel et poivre, au goût
Amandes tranchées (2 cuillères. À thé)

Procédures:

1. Faites cuire le brocoli à la vapeur. En même temps, faites chauffer de l'huile d'olive dans une sauteuse.
2. Mettez le poulet, les poivrons rouges et verts, l'ail et l'oignon dans la poêle et faites sauter jusqu'à ce que le poulet soit cuit à l'intérieur et à l'extérieur et que les légumes soient cuits.
3. Ajouter le brocoli et les tomates cuits à la vapeur. Garnir d'amandes.

Recette # 10 - Riz Pilaf

Pour 3 personnes

Ingrédients:

Huile d'olive (1 cuillère à café)
Oignon finement haché (2 cuillères. À soupe)
Bouillon de poulet (1 tasse)
Zone orzo (1/2 tasse)
Thym séché (1/4 cuillère à café)
Sel et poivre au goût

Procédures:

1. Prenez une petite casserole et faites chauffer l'huile à feu moyen. Ajouter les oignons finement hachés. Cuire jusqu'à tendreté, en remuant fréquemment.
2. Mettez une cuillère à soupe de bouillon ou au besoin.
3. Faites bouillir une tasse de bouillon, puis ajoutez l'orzo Zone. Remuer jusqu'à ce que le bouillon soit presque complètement absorbé. Cela devrait prendre environ 5 minutes.
4. Incorporer l'oignon sauté, le sel, le poivre et le thym. Réduire le feu et poursuivre la cuisson jusqu'à ce que le bouillon soit complètement absorbé.
5. Remuez doucement le riz avec une fourchette avant de servir.

Recette # 11 - Barbecue de boeuf aux oignons

Pour 1

Temps de préparation - 45 minutes

Ingrédients:

Huile d'olive, divisée (1 à 1/2 cuillère. À thé)
Bœuf, oeil de rond (85 g)
Purée de tomates (1/2 tasse)
Sauce Worcestershire (1 cuillère à café)
Vinaigre de cidre (1/3 cuillère à café)
Chili en poudre (1/3 cuillère à café)
Cumin (1/8 cuillère à café)
Origan (1/8 cuillère à café)
Oignon, en demi-rondelles (1 tasse)
Ail, émincé (1 gousse)
Champignons (1 tasse)
Bouillon de légumes non salé (2 cuillères à café)
Vinaigre de vin blanc (2 cuillères à café)
Pois mange-tout (1 tasse)

Procédures:

1. Faites chauffer ½ cuillère à café d'huile dans une poêle, puis placez le bœuf. cuisinier
le boeuf jusqu'à ce qu'il ne soit plus rose
1. Ajouter la sauce Worcestershire, la purée, le chili en poudre, le cidre le vinaigre, l'origan et le cumin dans la poêle.
2. Couvrir et laisser mijoter environ 5 minutes ou juste jusqu'à ce que la sauce se forme.
3. Prenez une autre poêle et mettez l'huile restante, l'ail et oignon. Cuire jusqu'à ce que l'oignon devienne tendre.
4. Ajouter l'ail, l'oignon, le bouillon de bœuf, le vinaigre de vin blanc et champignons au boeuf. Couvrir le plat et laisser cuire environ 8 plus de minutes. À mi-chemin ou après environ 5 minutes, ajoutez les pois mange-tout. Remuez de temps en temps pour bien mélanger les saveurs.

Recette # 12 - Salade de tofu aux agrumes

Pour 1

Temps de préparation - 25 minutes

Ingrédients:

Huile d'olive, divisée (1 cuillère. À thé)
Sauce Worcestershire (1/2 cuillère à café)
Sel de céleri (1/8 cuillère. À thé)
Tofu extra ferme, **1.2 cm** (170 g)
Pointes d'asperges – **2.5 cm** (1 à 1/2 tasse)
Céleri, tranché (1 à 1/2 tasse)
Ail, émincé (1/2 cuillère. À thé)
Sauce au piment fort, trait (1/2 cuillère. À thé)
Paprika (1/2 cuillères à café)
Assaisonnement au citron (1/8 cuillère. À thé)
Aneth séché (1/2 cuillère à café)
Sel et poivre, au goût
Laitue romaine (5 tasses)
Segments de mandarine, dans l'eau (1/3 tasse)

Procédures:

1. Prenez une poêle à frire de taille moyenne et vaporisez d'huile d'olive. Ensuite, faites chauffer ½ cuillère à café d'huile.
2. Mélanger la sauce Worcestershire, le tofu et le sel de céleri. Faire sauter jusqu'à ce que tous les côtés soient en croûte et dorés.
3. Prenez une autre poêle antiadhésive et faites chauffer le reste de l'huile. Faites sauter le céleri, les asperges, l'ail, le paprika, la sauce au piment fort, l'aneth, le sel et le poivre et l'assaisonnement aux herbes citronnées jusqu'à ce que les légumes soient croustillants et tendres.
4. Mettez un peu de laitue sur une assiette de service, avec les segments d'orange répartis uniformément dessus.
5. Pour finir, garnissez d'abord d'un mélange végétarien, puis enfin de tofu.

6. Servez et savourez!

Recette # 13 - Chop Suey américain avec salade

Pour 1

Temps de préparation - 20 minutes

Ingrédients:

Zone fusilli (2/3 tasse)
Huile d'olive (1 cuillère à café)
Céleri, haché (1/2 tige)
Oignon, coupé en dés (3 cuillères. À soupe)
Ail, émincé (1 gousse)
Poivron rouge, coupé en dés (3 cuillères. À soupe)
Poitrine de dinde extra-maigre, hachée (350 g)
Aérosol de cuisson
Tomates en conserve, coupées en dés (200 g)
Flocons de piment rouge écrasés (1/4 cuillère. À thé)
Basilic frais haché (1/4 cuillère. À thé)
Sel et poivre, au goût
Jus de citron fraîchement pressé (1 cuillère. À soupe)
Huile d'olive extra vierge (1 cuillère à café)
Laitue (1/2 tasse)
Tomate (1/4 Pièce)
Concombre (1/4 Pièce)

Procédures:

1. Faites cuire les fusilli Zone pendant 3 à 4 minutes. Réserver après égouttage.
2. Chauffer l'huile dans une poêle à température moyenne-élevée. Ajouter l'oignon et le céleri. Laisser cuire quelques minutes avant d'ajouter les poivrons et l'ail.
3. Retirez les légumes de la poêle. À l'aide d'un aérosol de cuisson, arroser et faire revenir la dinde jusqu'à ce que sa couleur ne soit plus rosâtre. Remettez le mélange de légumes dans la casserole avec les fusilli partiellement cuits.
4. Garnir de poivron rouge écrasé et de tomates en conserve. Bien mélanger avant de couvrir et laisser mijoter encore 8 minutes.
5. Garnir le plat de basilic frais juste avant de servir, de préférence avec un petit côté salade.

Recette # 14 - Salade d'antipasto

Pour 3 personnes

Temps de préparation - 20 minutes

Ingrédients:

Laitue iceberg, râpée (1 à 1/2 tête)
Céleri, tranché (2 tasses)
Carottes, tranchées minces (3/4 tasse)
Champignons, tranchés (3 tasses)
Oignons, en demi-rondelles (1 tasse)
Poivrons rouges, en demi-anneaux (2 et 1/4 tasses)
Haricots garbanzo, en conserve (3/4 tasse)
Morceaux de thon pâle, dans l'eau (56.7 g)
Fromage mozzarella faible en gras - râpé (56 g)
Tranches de dinde (85 g)
Tranche de jambon extra-maigre (56 g)
Basilic séché - écrasé dans la paume de la main (2 cuillères. À thé)
Huile d'olive extra vierge, filet (3 cuillères. À thé)
Vinaigrette savoureuse sans gras - (1/4 tasse)

Procédures:

1. Obtenez 3 assiettes ovales de grande taille et placez un lit de laitue sur chacune. Mettez les carottes, le céleri, les champignons, le poivron rouge, les oignons et les pois chiches sur le lit de laitue, en formant une ligne verticale partant du côté droit vers le côté gauche de l'assiette.
2. Ensuite, mettez le fromage, le thon, le jambon et la dinde dans les assiettes, répartis uniformément, en utilisant les lanières de poivron rouge comme séparateur.
3. À l'aide de votre paume, écrasez le basilic pour libérer sa fraîcheur, puis saupoudrez sur les assiettes. Saupoudrez une cuillère à café d'huile d'olive sur toutes les assiettes.

Fouettez la vinaigrette rapidement avant de la verser sur la salade.

Recette # 15 - Poulet Sauté Asiatique

2 portions

Temps de préparation - 30 minutes

Ingrédients:

Brocoli, haché (3 tasses)
Huile d'olive (2 cuillères à café)
Poitrine de poulet désossée et sans peau (coupée en morceaux de la taille d'une bouchée (210 ml)
Ail pressé (2 gousses)
Châtaignes d'eau, tranchées (3/4 tasse)
Champignons, tranchés (226 g)
Poivron rouge, tranché (1 Pièce)
Pois mange-tout (1 tasse)
Oignons verts, tranchés (1/2 tasse)
Sauce soja faible en sodium (2 cuillères. À thé)
Morceaux de mandarine (1/2 tasse)
Huile de sésame grillé (1 cuillère à café)

Procédures:

1. Faites cuire le brocoli à la vapeur environ 3 à 4 minutes. Pour arrêter la cuisson, rincez à l'eau froide. Réservez le brocoli et laissez-le égoutter dans une passoire.
2. Prenez une grande poêle et faites chauffer de l'huile d'olive à feu moyen.
3. Ajouter l'ail et le poulet et laisser cuire jusqu'à ce que le jus soit clair. Ajoutez ensuite les champignons, les châtaignes d'eau, les oignons verts, les pois mange-tout, la sauce soja et le poivre dans le mélange. Continuez à cuire jusqu'à ce que les légumes soient tendres. Si nécessaire, ajoutez du bouillon de légumes par incréments de 1 cuillères. À soupe. Incorporer les tranches de mandarine et l'huile de sésame grillée.
4. Transférer dans une grande assiette et servir.

Conclusion

Est-ce que tu peux me rendre un service?

Une personne suivant un régime anti-inflammatoire doit manger des repas sains conformes à la prescription de son diététicien. Cependant, ces repas doivent également être savoureux et suffisamment appétissants pour que la personne à la diète puisse en profiter. Avec ce livre de recettes, vous avez l'assurance à cent pour cent de savourer des repas sains et délicieux.

J'espère que ce livre a pu vous aider à nourrir les patients qui souffrent de polyarthrite rhumatoïde et d'autres maladies graves. J'espère également que les recettes sont suffisamment faciles et compréhensibles pour que les débutants culinaires puissent les suivre.

L'étape suivante consiste à personnaliser les repas et à essayer d'autres ingrédients que vous ou votre patient pouvez préférer. Cependant, il est préférable de vérifier si vous avez des réactions allergiques à certains aliments ou ingrédients. Il est également préférable de consulter un diététicien avant de servir des repas personnalisés. Enfin, si vous avez apprécié ce livre, prenez le temps de partagez vos pensées et publiez un avis positif sur Amazone. Ce serait grandement apprécié!
Merci et bonne chance!

Avec mon respect